DE LA

PREMIÈRE DENTITION DES ENFANTS

MALADIES QU'ELLE DÉTERMINE

MOYENS PRÉVENTIFS ET REMÈDES A EMPLOYER

HYGIÈNE DE LA BOUCHE

PAR

M. H. KUHN

MÉDECIN-DENTISTE

du bureau de bienfaisance du 8e arrondissement

PARIS

VICTOR MASSON ET FILS

PLACE DE L'ÉCOLE-DE-MÉDECINE

1865

DE LA

PREMIÈRE DENTITION DES ENFANTS

MALADIES QU'ELLE DÉTERMINE

MOYENS PRÉVENTIFS

ET REMÈDES A EMPLOYER

——

HYGIÈNE DE LA BOUCHE

Paris. — Imprimerie de E. MARTINET, rue Mignon, 2.

DE LA
PREMIÈRE DENTITION DES ENFANTS

MALADIES QU'ELLE DÉTERMINE

MOYENS PRÉVENTIFS ET REMÈDES A EMPLOYER

HYGIÈNE DE LA BOUCHE

PAR

M. H. KUHN

MÉDECIN-DENTISTE

du bureau de bienfaisance du 8e arrondissement.

PARIS

VICTOR MASSON ET FILS

PLACE DE L'ÉCOLE-DE-MÉDECINE

1865

DE LA

PREMIÈRE DENTITION DES ENFANTS

MALADIES QU'ELLE DÉTERMINE

MOYENS PRÉVENTIFS

ET REMÈDES A EMPLOYER

AVANT-PROPOS

Le sujet que je traite aujourd'hui demande une plume plus exercée que la mienne, et assurément son importance exigerait, pour être traité à fond, des connaissances plus étendues que celles qu'on peut supposer chez un jeune praticien ; cependant l'espérance que cet opuscule peut être de quelque utilité aux jeunes mères m'a déterminé à colliger quelques conseils d'hygiène et quelques observations intéressantes que j'ai faites sur la dentition des enfants, tant dans ma clientèle que dans les hôpitaux et particulièrement à l'hospice des Orphelins de Paris, où j'eus l'heureuse et rare faveur, pendant trois années consécutives, de suivre les leçons de mon excellent maître, le docteur A. Delabarre, médecin de cet hôpital, qui me permettra, je l'espère, de lui emprunter quelques observations.

Le but de la première partie de ce travail est, en effet, plutôt de grouper, en y joignant les miennes, les observations faites antérieurement, et d'indiquer aux jeunes mères les moyens préventifs et curatifs à employer dans la dentition des enfants, que de jeter un nouveau jour sur cette question déjà tant étudiée, sur laquelle, après Hunter, Cuvier, etc., etc., Richard Owen, Nasmysk, J. Müller, Purkinge, et tant d'autres ont écrit des œuvres remarquables dont plusieurs se recommandent par leur haute portée philosophique.

L'immense variété des maladies du premier âge et l'excessive mortalité qui en résulte m'avaient déjà vivement frappé, lorsque me trouvant récemment en Portugal, de passage à Braga, chez des amis, je fus témoin de leur vive douleur à la perte d'un jeune enfant, unique et adoré, que je ne pus leur conserver étant arrivé trop tard pour tenter de lui éviter, par mes soins, les convulsions et la congestion cérébrale qui l'emporta. A cette occasion, l'on parla de faits analogues et récents, dont on déplorait de ne pouvoir arrêter la multiplicité, ce qui me décida à réunir dans cet opuscule quelques conseils, heureux s'ils peuvent conserver à de jeunes mères le plus cher objet de leur tendresse qu'elles perdent souvent par suite d'une inexpérience fatale, j'aurai alors atteint mon but, et l'on me pardonnera, je l'espère, en faveur des motifs, d'avoir osé élever la voix après tous les grands maîtres qui ont déjà traité ce sujet.

Cependant, pour compléter ce travail et en faire un recueil d'observations et de conseils vraiment utiles et pratiques, j'ai cru devoir mentionner les phénomènes de la seconde dentition, c'est-à-dire la chute des dents temporaires et leur remplacement, et indiquer, comme je l'ai fait pour ceux de la première dentition, les moyens de prévenir ou de combattre les accidents qui peuvent l'accompagner ; puis, suivant les dents pendant et après leur évolution, j'ai donné une idée de la manière de diriger l'arrangement de ces dents secondaires, de les redresser en cas de déviation, et enfin rappelé les règles générales d'hygiène qui peuvent contribuer à la conservation des dents dans l'âge adulte.

Quoique ce petit ouvrage s'adresse plus particulièrement aux gens du monde, je n'ai pas craint de donner à quelques-unes des principales questions les plus importantes un développement scientifique convenable, pour prouver aux médecins qui m'honorent de leur confiance, en m'adressant leurs clients, que cet écrit, malgré sa destination, est le fruit d'une étude sérieuse et consciencieuse dont le but définitif est d'éviter des maladies graves au jeune âge, et des douleurs insupportables à l'adulte.

La mère pourra ainsi diriger elle-même la dentition de son enfant et savoir à quel moment précis elle doit consulter le *docteur* ou le *dentiste*, suivant les cas, puis lui donner, dans un âge plus avancé, les bons préceptes d'hygiène qu'il devra continuer s'il veut, devenu homme, conserver ses dents et sa santé qui est presque toujours solidaire du bon état de la bouche.

Kuhn, M.-D.

CONSIDÉRATIONS GÉNÉRALES

SUR LA BOUCHE

Dans les différentes parties de notre corps il
en est peu qui mérite une attention plus soutenue
que la bouche : c'est en effet un assemblage d'organes qui servent à remplir deux fonctions également nécessaires à l'homme, la parole et la masti-
cation ; siége du goût, c'est elle qui nous fait
acquérir la qualité sapide des corps ; auxiliaire indispensable de l'estomac, c'est elle qui fait subir aux
substances étrangères dont nous faisons notre nourriture habituelle le premier de ces changements suc-
cessifs qui doivent nous assimiler cette nourriture.

La bouche se compose des os maxillaires supé-
rieurs et inférieurs, de la langue, des glandes salivaires, des muscles qui forment les lèvres et les
joues, revêtues en dedans par une membrane

muqueuse, des gencives, qui, lisses et unies dans l'enfance, festonnées dans l'âge adulte, dures et résistantes dans la vieillesse, servent de sertissures aux dents dont elles environnent le collet, et y adhèrent fortement. Son importance, sous le double rapport de la digestion et du goût, est immense, mais quelque nécessaire que soit son intégrité pour l'entretien de la vie et la conservation de la santé, tous les soins que nous recommandons pourraient paraître exagérés, si la bouche ne procurait à l'homme que des avantages purement matériels, ou pour mieux dire si elle ne contribuait à multiplier les jouissances de son être moral en grandissant la sphère de sa vie de relation par la parole.

Les hommes qui, par la nature de leurs fonctions, sont appelés à parler en public, sentant tout le prix d'une bouche saine et pure, doivent prendre grand soin de conserver leurs dents, ou de masquer leurs imperfections par quelque secret de notre art, autrement leur voix ne serait dans bien des cas qu'un sifflement continuel, ou un glapissement obscur, car supposons un individu ayant perdu les incisives centrales d'en haut, la colonne d'air transformée en voix par son passage dans le larynx, ne trouvant plus sur le devant de la bouche les corps sonores chargés de la modifier, il ne peut plus prononcer convenablement les syllabes dentales qui prennent dans sa bouche l'accent des labiales et dégénèrent en sifflement.

Ces mêmes dents manquent-elles en bas, les consonnes, dites gutturales, ne peuvent plus être prononcées et rendent le langage très-diffus.

La prononciation est encore plus gravement altérée si toutes les dents viennent à manquer en haut ou en bas, mais surtout à la mâchoire supérieure, parce que le bord alvéolaire s'étant affaissé, le palais perd la plus grande partie de sa concavité et le timbre de la voix devient sourd et guttural. Ajoutons à cela le crachement continuel auquel sont exposées, en parlant, les personnes qui ont perdu en tout ou en partie leurs dents, et nous aurons l'ensemble des inconvénients que cette perte entraîne, sous le point de vue de la parole, sans compter le tort que cette déperdition continuelle de la salive fait à la digestion, et par suite à l'assimilation des aliments au reste de l'économie.

La perte des dents porte-t-elle, au contraire, sur les huit dents antérieures de la mâchoire inférieure, la lèvre qui recouvrait ces dents, ne trouvant plus en elles le point d'appui habituel, se renfonce, en suivant le retrait des alvéoles qui se fait en dedans, et le menton devient alors saillant.

Si la perte survient à la mâchoire supérieure, la lèvre d'en haut suivant le même retrait que celle d'en bas, la figure prend une forme carrée qui a quelque chose de triste et de monotone.

Sont-ce, au contraire, les dents molaires qui viennent à tomber, les joues s'aplatissent, deviennent flasques et pendantes.

Quant à la chute complète des dents de la mâchoire inférieure, elle a pour effet infaillible de forcer cet os à se déjeter en avant ; de là ces rides qui s'étendent en s'écartant l'une de l'autre, depuis la commissure des lèvres jusqu'au delà des os de la pommette et qui sont d'autant plus prononcées, que les ravages de la mâchoire inférieure se retrouvent à celle du haut.

Chez les hommes, avons-nous dit, c'est la nécessité de parler en public qui leur fait sentir tout le prix d'une bonne denture ; chez les femmes, dont toute la destinée est de plaire et de charmer, c'est le désir de nous séduire et de mériter nos hommages qui leur fait sentir tout le prix qu'il faut attacher à

la conservation de leurs dents, car elles le savent,
il est impossible, même avec les plus jolis traits du
monde, d'offrir l'aspect de la beauté avec une
bouche démeublée, où la carie ronge les derniers
vestiges des dents.

Maintenant que j'ai démontré l'utilité de la
bouche et de son entretien minutieux, je vais tracer
succinctement les diverses périodes de la dentition
tant chez les enfants que chez les adultes, jusqu'à
la destruction complète de ces organes.

GENÈSE ET DÉVELOPPEMENT

DES

FOLLICULES DENTAIRES ET DES DENTS

> « Antequam de remediis statuatur, primum
> constàre oportet quis morbus et quæ morbi
> causa : alioqui inutilis opera, inutile omne
> consilium. »
>
> (Ballonius, lib. I, p. 14.)

C'est vers le deuxième ou troisième mois de la
gestation qu'on voit apparaître dans les mâchoires
de petites loges séparées entre elles par de minces
membranes, qui, devenant bientôt osseuses, forment les alvéoles par la suite, et séparent ainsi le
sinus alvéolaire en une série de loges où se développent les dents.

Vers la fin du quatrième mois apparaissent les
follicules de la seconde dentition, et à cinq mois
environ, six petits sacs membraneux, tenant par
des filets vasculaires aux parois des cavités for-
mées dans l'épaisseur de chaque mâchoire ; chacune de ces cavités renferme l'embryon dentaire
enveloppé de sa membrane, les parois de cette cavité

qui a reçu le nom d'*alvéole*, prennent plus de consistance à mesure qu'elles reçoivent une plus
grande quantité du phosphate de chaux qui con-
court à sa formation, et donnent passage à des
vaisseaux très-déliés, qui se distribuent sur la
surface externe du sac; ils se ramifient et viennent
former à la partie inférieure un cordon qui figure
quelquefois un ganglion nerveux.

A son origine chaque follicule dentaire offre
deux parties à considérer, le *sac* ou *enveloppe*, et
la partie centrale qui est le *germe* proprement
dit.

Hunter, Bichat et Cuvier admettent deux feuil-
lets dans la paroi folliculaire du bulbe dentaire;
l'un externe, l'autre interne. La membrane externe,
dont l'extrémité supérieure est adhérente, se continue dans ce point avec le tissu gengival, au
moyen d'un prolongement qui constitue l'*iter
dentis* de M. Delabarre et le *gubernaculum* de
M. Serres; l'extrémité inférieure fait corps avec
le pédicule du germe.

La membrane interne, de nature séreuse, représente un sac sans ouverture, elle est mince, trans-
parente ; très-vasculaire et n'est que tempo-
raire.

Le germe appelé aussi *pulpe* ou *papille dentaire,* est un organe pulpeux, mou, très-vasculaire, et surtout d'une sensibilité très-exquise ; il est d'une couleur jaunâtre et rougissant à mesure que le travail de la dentition avance ; c'est le noyau sécréteur autour duquel va se former l'ostéide, il devient de plus en plus consistant, s'allonge et représente en substance molle la miniature de la dent elle-même ; chaque follicule dentaire ainsi formé se met à produire la portion dure de la dent.

Vers le cinquième mois de la grossesse commence la formation de l'ivoire de la dent, il se dépose par une sorte de sécrétion à la surface de la pulpe, et finit par lui former une calotte calcaire de plus en plus épaisse ; la sécrétion continuant, le cornet éburné qui en provient, s'amplifie pour former la couronne et s'allonge peu à peu pour former la racine ; puis sur les couches d'ivoire de la couronne viennent se déposer les sucs osseux sécrétés par les parois du follicule, c'est ce qui forme l'*émail ;* le point où l'émail cesse de protéger la partie osseuse se nomme *collet ;* c'est là aussi que se fixe la portion membraneuse du sac, qui devient alors le périoste de la racine, sujet à des maladies particulières, d'où dépendent les fluxions, les abcès, les fistules des gencives, les sarcomes, etc., etc. Quant aux follicules de la seconde dentition ou dents permanentes, ils sont placés aussi dans un repli de la membrane muqueuse comme ceux de la première dentition, repli se plaçant en arrière du premier et subissant des modifications analogues, mais en tout plus tardives et plus lentes ; mais l'éburnification des dents permanentes ne commence que vers le neuvième mois de la grossesse alors que la première dentition est presque totalement arrivé à son degré complet de formation.

L'enfant naît complétement dépourvu de dents apparentes, ces organes ne devant d'ailleurs lui être d'abord d'aucune utilité puisqu'il ne doit faire usage que du lait de sa nourrice ; cependant comme, pour la succion, il fallait une certaine résistance, la nature toujours prévoyante, l'a gratifié d'une espèce de crête gingivale dentelée et dure comme un liséré cartilagineux, qui disparaît à mesure que les dents opèrent leur sortie ; puis lorsque l'enfant a besoin d'aliments plus solides et plus variés, sortent les premières dents de lait dans l'ordre suivant : du sixième au huitième mois les incisives médianes inférieures puis les supérieures ; du huitième au dixième les incisives latérales ; dans le même ordre du douzième au quatorzième les premières petites molaires, puis les canines, après lesquelles poussent les secondes molaires qui complètent l'appareil de la première dentition, formé de vingt dents nommées *dents de lait*, qui restent jusqu'à cinq ans et demi ou six ans, jusqu'à ce qu'elles soient remplacées par les dents adultes.

M. Trousseau a reconnu que la dentition était plus précoce chez les filles que chez les garçons, et l'on a remarqué que les éruptions dentaires qui s'accomplissaient avec le plus d'irrégularité, étaient aussi les plus fécondes en accidents.

La genèse des dents étant ainsi connue, nous allons énumérer les accidents qui peuvent survenir pendant leur éruption.

ACCIDENTS

DE

LA PREMIÈRE DENTITION

ET MOYENS D'Y REMÉDIER.

La dentition de même que certaines autres
époques de la vie, constitue un âge critique pendant lequel l'existence, encore si frêle, est envi-
ronnée des plus grands dangers et a besoin des
soins les plus assidus et de la surveillance atten-
tive d'une mère.

Si beaucoup d'auteurs ont fait jouer un trop
grand rôle à la dentition, dans les maladies des
enfants, d'autres, au contraire, comme Weeh-
mann, Hecker, Krebel et Conradi, se sont jetés
dans un excès opposé, en soutenant que la dentition n'agit jamais d'une manière funeste sur
l'économie.

Cependant nous voyons [la dentition causer de
nombreux accidents locaux, et des accidents sym-

pathiques assez graves pour entraîner la mort; les accidents locaux sont les suivants :

Le *ptyalisme*, le *prurit*, le gonflement inflammatoire et douloureux des gencives, la périodontive, l'odontive, un obstacle à l'entrée des alvéoles, et le défaut de rapport entre le volume d'une dent et l'entrée de son alvéole.

1° Le *ptyalisme* déterminé par l'inflammation que cause l'éruption d'un groupe de dents. Comme dans ce cas une salivation légère est très-favorable, on doit la provoquer si elle n'existe pas; pour cela on fera sur les parties latérales des mâchoires extérieurement, et sur le cou des onctions fréquentes avec de l'huile d'amandes douces; on couvrira ces parties d'un morceau de flanelle trempé dans une décoction émolliente; on humectera fréquemment la bouche, soit avec le lait de la nourrice, soit avec des boissons émollientes ou adoucissantes.

2° Le *prurit* qui se traduit par une démangeaison plus ou moins vive aux gencives lors de la sortie des dents, démangeaison occasionnée par les pressions sur ces parties du bord libre des dents incisives et canines, des tubercules des molaires, et aussi par une espèce de germe rongeur, destiné à détruire peu à peu la gencive afin de livrer passage à la dent; ces parties deviennent alors d'une sensibilité excessive, et le moindre attouchement fait pousser des cris aigus aux enfants; cet accident se montre d'ailleurs plus fréquemment chez les sujets sanguins et nerveux que chez ceux qui sont pâles et débiles. Dans ce cas, il faudra employer des boissons adoucissantes et relâchantes, des bains de pieds, des gargarismes de décoction de guimauve sèche; on donnera à mâcher à l'enfant une de ces racines de guimauve cuite, et l'on emploiera surtout avec succès le *sirop de dentition* du docteur Delabarre, dont on frictionnera les gencives, frictions qui font disparaître en peu de temps, avec le *prurit de dentition*, tous les accidents nerveux qui en proviennent, tels que les convulsions, le tétanos, qui sont souvent mortels.

3° Nous ne saurions trop recommander aux jeunes mères de ne pas donner à leurs enfants, comme l'habitude en est malheureusement trop répandue, des hochets fabriqués avec des corps durs, tels que l'ivoire, l'argent, le corail, qu'on leur met entre les mains dans l'idée erronée que les dents poussant mécaniquement les gencives, la rpession peut amincir leur tissu; ces corps, au contraire, par leur contact permanent, déterminent un *gonflement inflammatoire et douloureux;* on reconnaîtra son existence aux symptômes suivants : le tissu de la gencive malade est tendu, sa surface sèche et luisante, et d'un rouge quelquefois d'une teinte violette; l'enfant pousse des cris continuels, qu'il redouble lorsqu'on veut porter les doigts dans sa bouche; il y a prurit du nez, éternuments fréquents, gonflement de la face, rougeur des pommettes, chaleur du front, et soif ardente; l'enfant est dans un état d'accablement et de somnolence, interrompu par des sursauts, des mouvements d'agitation et des cris; souvent il y a constipation.

C'est l'un des accidents de la dentition qui méritent le plus d'attention, parce qu'il peut donner lieu à des accidents sympathiques très-graves, tels qu'une congestion cérébrale, des convulsions, l'inflammation des organes digestifs ou respiratoires, et, de plus, déterminer des accidents locaux qui aggraveraient la maladie. Pour éviter la congestion, on fera placer derrière chaque oreille une ou deux sangsues; il faudra appliquer sur les extrémités inférieures des cataplasmes émollients ou légèrement sinapisés; faire dans la bouche des lotions

avec un pinceau de charpie trempé dans une décoction de racine de guimauve ou de figues grasses
cuites dans du lait, mais éviter, en tout cas, d'employer des liquides dans lesquels il entrerait quelque principe nuisible qui, étant ingurgité, pourrait
causer des accidents. Si le gonflement inflammatoire se prolongeait, il faudrait alors appeler un
médecin qui pratiquerait l'incision ou l'excision de
la gencive ; tous les praticiens : Hunter, Boerhaave,
Underwood, Harris, Fauchard, Baumes, ont con-
seillé l'incision comme un moyen excellent de faire
cesser l'inflammation; mais dans ce cas il faut bien
s'assurer que la dent est la cause de l'engorgement inflammatoire, car si elle n'était pas arri-
vée à son degré d'ossification parfaite, et qu'on
ouvrît sa capsule dentaire avec la pointe de l'instrument qui sert à diviser la gencive, le travail de
formation de cette dent serait troublé, peut-être
entièrement arrêté, et presque toujours la carie
est la suite d'une pareille incision de la capsule
dentaire. Cependant il vaut mieux employer un
instrument que de déchirer le tissu gingival avec
l'ongle, comme le font les matrones et les nourrices
des campagnes, et comme ont engagé de le faire
quelques praticiens, car alors ce moyen est dou-

loureux, et les lèvres de la plaie se rapprochant, le but n'est pas atteint; il faut, pour obtenir un résultat satisfaisant, pratiquer deux incisions semi-lunaires, suivant le corps des os maxillaires, et enlever le lambeau de chair qu'elles comprennent, ce qui détermine une légère hémorrhagie très-salutaire.

4° La *périodontite*, caractérisée par l'inflammation de la membrane *alvéolo-dentaire*, est difficile à reconnaître chez les jeunes enfants qui ne peuvent indiquer où ils souffrent; d'ailleurs elle se termine spontanément par résolution, ou quelquefois par un abcès; on peut la combattre par des boissons adoucissantes et émollientes ou l'application d'une ou deux sangsues derrière les angles de la mâchoire inférieure.

5° L'*odontite*, affection très-rare chez les enfants et d'ailleurs difficile à constater. Ses causes sont les mêmes que celles de la périodontite, plus la carie dentaire;

6° Un obstacle à l'entrée des alvéoles, ou le défaut de rapport entre le volume d'une dent et l'entrée de son alvéole. Cet accident regardant exclusivement le médecin, je me borne à l'indiquer.

Les accidents sympathiques sont les suivants :

La *congestion cérébrale*, les *convulsions*, le *tétanos*, l'*épilepsie*, la *névralgie dentaire*, le *vomissement nerveux*; des *modifications de sécrétion* et l'*inflammation des voies digestives*; l'*inflammation des voies respiratoires*, l'*ophthalmie*, des *éruptions cutanées*, et des *engorgements lymphatiques*. Les enfants robustes, pléthoriques, sujets à la constipation, ont assez habituellement pendant leur première dentition un afflux de sang vers le cerveau qui trouble plus ou moins les fonctions de cet organe, surtout si l'éruption des dents est accompagnée de quelque accident local, et détermine la *congestion cérébrale*. Pour la prévenir, il faudra entretenir la liberté du ventre et faire fréquemment des dérivations sur les extrémités inférieures.

Les *convulsions* s'observent chez des enfants pâles, faibles, maigres, très-irritables et sujets à la diarrhée, comme aussi chez des sujets gras, frais, colorés, forts et naturellement constipés.

Les convulsions sont cependant plus fréquentes dans les pays chauds que dans les pays froids, pendant l'été que pendant l'hiver, chez les sujets constipés que chez ceux dont le cours du ventre est libre. Pour éloigner ou prévenir les convulsions, il faut faire disparaître les causes déterminantes; l'excision des gencives dans le cas d'engorgement douloureux, comme je l'ai dit plus haut, suffit souvent pour en faire cesser de très-fortes. Que les parents ne s'opposent donc jamais à cette petite opération, qui est d'ailleurs beaucoup moins douloureuse pour l'enfant que les douleurs continuelles qu'il éprouve et qui mettent sa vie en danger. Ce qui me pousse à faire cette recommandation c'est que j'eus, dans ma clientèle, un cas assez curieux de cette nature dans lequel l'enfant fut presque immédiatement guéri après l'excision de la gencive, excision à laquelle les parents s'étaient opposés pendant plusieurs jours, et à laquelle ils ne consentirent qu'après avoir vu augmenter les convulsions. Une heure après cette excision, l'enfant s'endormait calme, et les convulsions ne reparurent plus.

Les convulsions épileptiques sont accompagnées d'une bave écumeuse et d'une turgescence violacée ou livide de la face, subitement remplacée vers la fin de l'attaque par une extrême pâleur, et une légère altération des traits qui caractérisent un état d'hébétude ; lorsque apparaîtront ces symptômes, il faudra immédiatement appeler un médecin qui emploiera les moyens propres à déterminer l'éloignement et la cessation des causes de ces convulsions , qui, si elles se prolongeaient, pourraient amener l'imbécillité, l'idiotisme, la surdité, la cécité et la paralysie, ce que l'on comprend sans peine lorsqu'on réfléchit à la grande susceptibilité du cerveau pendant les premières années de la vie.

Les convulsions tétaniques, c'est-à-dire qui ont lieu avec rigidité et tension d'un plus ou moins grand nombre de muscles, surviennent quelquefois lorsqu'il existe des accidents locaux de dentition graves, et que les malades sont très-irritables; souvent le spasme nerveux ne s'empare que des muscles élévateurs de la mâchoire et diducteurs des lèvres, dans ce cas on lui donne le nom de *trismus;* il est rare qu'il s'empare des muscles du tronc ou [des extrémités.

Le seul traitement préventif de cette maladie est de combattre à propos les accidents locaux de la dentition, et l'usage de bains fréquemment répétés.

Les vomissements se présentent le plus souvent comme un effet sympathique de l'estomac; c'est l'éréthisme nerveux qui les provoque. Dans ce cas il n'y a ni rougeur de la langue ni chaleur à l'épigastre. On remarque seulement un peu d'agitation, de malaise; tantôt ils sont modérés, tantôt incessants, et alors l'estomac ne pouvant plus rien supporter, l'amaigrissement est rapide; ils alternent souvent avec la diarrhée. Les vomissements des enfants à la mamelle ne sont pas toujours nécessairement la conséquence d'une dentition laborieuse, et peuvent avoir d'autres causes, telles que la toux, le hoquet, les indigestions : cependant il sera prudent de prendre des soins hygiéniques portant sur la qualité et la quantité de l'alimentation, ce qui, avec quelques cuillerées de potion antispasmodique, suffit la plupart du temps pour faire disparaître ce phénomène morbide.

De tous les accidents sympathiques de la première dentition, la diarrhée est sans contredit le plus fréquent ; presque tous les enfants en sont atteints, aussi la mère devra-t-elle prendre le plus grand soin de l'arrêter dès son début, mais cependant seulement après deux ou trois jours de durée, parce qu'il faut la respecter si elle n'est que légère, étant très-favorable à l'enfant pendant le travail de la dentition.

« De tous les accidents de la première enfance, » dit M. Trousseau, la diarrhée est celui qui, par » l'ignorance des parents ou la négligence des » médecins, vu sa fréquence et sa gravité, compro-

» met le plus sérieusement la vie des enfants; elle
» tue peut-être plus d'enfants que toutes les autres
» causes réunies. »

Sous l'influence de certaines conditions, telles
que des indigestions fréquentes, un mauvais lait,
un changement de régime, certains états atmosphé-
riques, surtout en été, elle devient redoutable et
dégénère en une maladie connue sous le nom de
maladie d'été, choléra infantile, l'enfant est triste
et abattu, les yeux sont enfoncés, la figure maigrit,
il se plaint continuellement; il vomit des matières
verdâtres; le ventre est ballonné, le pouls très-
fréquent. Si on n'entrave immédiatement les accidents, la voix s'éteint graduellement, le corps est
refroidi, les ongles violacées; la face se cyanose, et
enfin l'enfant finit par succomber dans le marasme.

Pour éviter cette issue funeste, il faut donc, dès
le début de la diarrhée, la traiter par une diète
modérée, quelques petits lavements légèrement
laudanisés et amidonnés; il faut quelquefois chan-
ger son alimentation, sa nourrice peut-être, dont
le lait est souvent la cause du mal. Si l'enfant n'est
pas sevré, on ne lui donnera pour nourriture que
le lait de sa mère, à laquelle on fera prendre de
l'eau de Vichy ou du sel de Seignette, ce qui rend

le lait plus léger et de digestion plus facile ; on
pourra aussi faire prendre au nourisson une cuille-
rée à café d'eau mélangée avec du *sous-nitrate de
bismuth*, trois à quatre fois par jour.

Si l'enfant est nouvellement sevré ou même âgé
de quelques années, il faut le mettre à une diète
rigoureuse, lui donner quelques lavements légèrement laudanisés, par quart, moitié et tiers, puis
lui faire boire de l'eau de riz ou de gomme sucrée.

Tout en indiquant comme remède donnant les
meilleurs résultats, les lavements laudanisés, on ne
devra en faire usage qu'avec un soin et une pru-
dence extrême, car tous les sujets ne supportent
pas l'emploi des narcotiques, même les moins actifs.
Dans ma clientèle, un enfant de six mois auquel
on avait donné un petit lavement dans lequel on
avait fait bouillir un très-petit morceau de tête de
pavot, sous l'influence de ce narcotique s'endormit
pendant vingt-quatre heures et nous causa pendant
quelque temps les plus vives inquiétudes.

Bien moins fréquente que la diarrhée, la constipation doit toujours faire redouter les accidents
encéphaliques, car c'est dans ce cas surtout qu'on
voit survenir des convulsions, des méningites,
presque toujours mortelles. Cette inertie des intes-

tins qui produit la constipation, ne pouvant tenir que d'une manière bien indirecte au travail de la dentition, il faut avoir recours immédiatement aux conseils éclairés d'un médecin.

Pendant l'éruption dentaire, surtout si elle est orageuse, on observe souvent à la peau diverses manifestations connues dans le monde sous le nom de *feux de dents*, et qu'Alibert a appelées *achores ;* ce sont des plaques érythémateuses ou eczémateuses qui, réunies en groupes, forment, par l'accumulation des produits muqueux, des croûtes plus ou moins étendues, vulgairement appelées *croûtes laiteuses ;* elles siégent surtout à la face, aux joues et aux fesses.

Ces accidents, légers ordinairement, cesseraient d'eux-mêmes après le travail de la dentition, si les démangeaisons qui existent ne portaient les enfants à les gratter et à les écorcher avec les ongles : il n'y a donc aucun traitement spécial à suivre, il ne s'agit que de mettre les enfants dans l'impossibilité de se gratter ; cependant il sera toujours bon d'en surveiller la marche et de ne pas les abandonner tout à fait aux soins de la nature, parce que, si cette éruption existait chez des sujets affectés de quelque vice constitutionnel, elle pourrait devenir très-aiguë, s'étendre au tissu sous-cutané et donner lieu à de petits phlegmons qui se termineraient par suppuration, et parce que parfois elle détermine des ophthalmies très-intenses ; un bon régime, des bains et des lotions émollientes suffisent d'ordinaire pour modérer l'éruption des pustules et en obtenir la guérison ; si la *teigne* occupe le cuir chevelu on doit couper les cheveux et couvrir la tête de cataplasmes émollients. Pendant les éruptions de cette nature, il faudra éviter d'exposer les enfants à l'action d'un air froid ou de les laver avec des liquides de nature astringente.

Les voies respiratoires ne sont pas plus que les autres exemptes des affections sympathiques ; lorsqu'il existe une dentition laborieuse, la muqueuse qui les tapisse s'enflamme fréquemment et cette inflammation porte le trouble dans tout l'organisme.

Le coryza, nommé vulgairement *rhume de cerveau*, débute ordinairement par un sentiment incommode de sécheresse, l'air passe moins librement que de coutume dans les fosses nasales, les yeux sont rouges et humides ; il y a éternument fréquemment répété, respiration difficile et bruyante.

Les enfants à la mamelle ont alors une grande difficulté à respirer et sont dans l'impossibilité de teter ; après une ou deux succions ils deviennent violets, abandonnent précipitamment le sein et ont de fortes quintes de toux ; plus les enfants sont jeunes, plus cette maladie est dangereuse ; pour éviter la gêne qui survient dans l'acte respiratoire lorsque l'enfant tette, nous recommandons de le nourrir à la cuillère ou au biberon, et comme traitement général, le séjour à la chambre dans une température douce et uniforme, l'usage des bains de pieds chauds et l'emploi de vapeurs émollientes dirigées dans les fosses nasales.

Les enfants sont souvent atteints d'*angine* ou inflammation de la trachée-artère. Son prognostic est toujours grave à cause du danger de la suffocation occasionnée par l'accumulation des mucosités qu'ils ne peuvent expulser ; aussi, pour éviter les accidents que cette accumulation pourrait déterminer, faut-il provoquer des vomissements avec de l'ipécacuanha ou de l'émétique à petites doses, ou mieux encore, comme l'indique le docteur Delabarre, par la titillation de la luette.

Les organes génito-urinaires sont quelquefois influencés d'une manière bien sensible par le travail de la première dentition : Gardieu et Baumes rapportent dans leurs ouvrages sur les maladies des enfants, qu'ils ont remarqué qu'à cette époque la quantité d'urine était beaucoup augmentée, et que des nourrrices leur ont assuré s'être aperçues que les langes de leurs enfants étaient beaucoup plus mouillés lorsqu'ils étaient malades pour leurs dents; mais il ne faut pas s'en alarmer, pas plus que des écoulements qui surviennent à cette époque chez les enfants des deux sexes ; on fera des lotions sur les parties affectées de sécrétions morbides, et on évitera avec le plus grand soin les injections dans les conduits génito-urinaires, surtout chez les enfants du sexe féminin, à cause des inconvénients graves qui peuvent en être la conséquence.

L'ophthalmie est fort souvent une affection sympathique de la dentition, aussi cesse-t-elle aussitôt que les accidents locaux ont disparus.

L'otite est l'inflammation des diverses parties dont l'ensemble constitue l'appareil de l'audition. Lorsqu'elle n'est pas accompagnée de symptômes généraux et que la douleur est modérée ; l'usage d'injections émollientes suffit pour la faire avorter ; si la douleur est vive, il faut avoir recours aux injections calmantes et narcotiques. Les enfants à tempérament lymphatique et à constitution scrofuleuse sont très-disposés, pendant le travail de la dentition, à avoir sur les parties latérales du cou ou sur les membres, des engorgements lymphatiques qui se présentent sous forme de tumeurs, de grosseur et de consistance variées. On emploie avec succès les révulsifs cutanés et les pommades hydriodatées, telles que la pommade de iodure de plomb.

Voici à peu près toutes les maladies qui sont plus ou moins les conséquences du travail de la dentition. Je me suis efforcé d'indiquer le plus simplement, le plus clairement et le moins scientifiquement possible, les remèdes à appliquer à chacune d'elles, et de mettre à même de les employer les personnes qui n'ont même pas la moindre notion médicale; par malheur l'expérience nous apprend le peu de succès qu'on en obtient généralement, car la médecine des enfants à la mamelle a beaucoup de mécomptes.

Je ne saurais donc trop insister sur les soins préalables, à l'effet d'atténuer les causes capables d'entraver la dentition, et qui sont, en définitive, la source de tous les dangers qu'elle entraîne;

ainsi on aura soin de faire respirer un air salubre, de faire prendre de l'exercice à l'enfant, de le promener, si le temps et la saison le permettent; on ne lui fera prendre que des aliments légers et de facile digestion ; il faudra aussi ne pas perdre de vue le régime de sa nourrice, s'il est encore à la mamelle ; on éloignera de lui tout ce qui peut le contrarier, l'irriter et exciter en lui des mouvements plus ou moins violents.

Quant au sevrage, d'après M. Cazeaux, le moment le plus opportun de sevrer est après l'évolution des canines, parce qu'elle est la plus périlleuse, ces dents sortant une à une, étant les plus longues et les plus profondes.

M. Trousseau signale aussi cette époque comme la plus favorable. Le docteur Seguin pense que dans la majorité des cas la pause qui précède l'évolution des canines n'est pas moins favorable, car cet intervalle, il est vrai, qui dure une centaine de jours, laisse à l'enfant le temps de s'habituer à son nouveau régime, c'est vers le seizième mois qu'il commence d'ordinaire. Bien que le sevrage soit subordonné aux états de la dentition, il peut se faire que, pour une raison ou une autre, on soit obligé de sevrer le nourrisson plus tôt que de coutume : il sera prudent alors de choisir le douzième mois. Quand l'enfant n'a que deux, quatre ou six dents, le sevrage est rigoureusement interdit.

Dans les cas de dentition tardive ou laborieuse, il est bon de prolonger l'allaitement le plus long-temps possible, car pendant les doùleurs d'une dentition difficile l'enfant ne veut souvent prendre que le sein de sa nourrice, et l'on aurait les plus grandes difficultés à le nourrir, si le sevrage avait été précipité ; je ne saurai trop recommander de ne pas élever les enfants au biberon, car les accidents de la dentition, déjà graves pour ceux qui sont élevés au sein, deviennent presque toujours mortels pour ceux-là.

Ainsi les époques du sevrage ne doivent plus se déterminer par l'âge de l'enfant, mais d'après le nombre de dents sorties ; ces nombres sont : six, douze, seize.

« Consultons la nature, c'est le meilleur maître », comme me le disait souvent le docteur Delabarre ; moi je dirai : « Avant de sevrer, consultez l'état des gencives, plutôt que l'extrait de nais-sance. »

SECONDE DENTITION

Comme nous l'avons vu, la première dentition des enfants se compose de vingt dents, qui ont toutes poussées successivement depuis le septième mois environ de la naissance jusqu'à trois ans ; mais ces dents leur restent peu longtemps, car vers la septième année apparaissent les quatre premières grosses molaires qui donnent le signal de la chute des vingt dents temporaires, remplacées par des dents plus puissantes qui aident dans leurs fonctions les organes digestifs de l'enfant, arrivé à l'âge où ces organes jouissent d'une plus grande énergie.

Les deux incisives moyennes tombent d'abord à la mâchoire inférieure pour être immédiatement remplacées par deux nouvelles, ensuite tombent les incisives moyennes supérieures, qui sont rem-

placées de la même façon; les incisives latérales
suivent la même marche. Après l'évolution de ces
dents il y a un temps de repos qui dure quelquefois dix-huit mois à deux ans, et vers l'âge de dix
ou douze ans les premières petites molaires de
seconde dentition remplacent les petites molaires
de lait à la mâchoire inférieure et supérieure;
enfin pour compléter la dentition, les canines
viennent occuper la place des canines de lait
qu'elles expulsent, et mettent quelquefois l'espace
de plusieurs années à sortir complétement de l'alvéole. Lorsque ce travail est achevé et les dents
temporaires remplacées, les deuxièmes grosses
molaires se font jour à leur tour, ce qui a lieu
généralement vers l'âge de treize à quatorze
ans.

Telle est la marche que suit l'éruption des dents
à quelques irrégularités près, parmi lesquelles les
plus fréquentes sont : le remplacement total des
dents temporaires d'un côté de la mâchoire, avant
la chute de celles du côté opposé : la sortie des
secondes grosses molaires avant le remplacement
des dents temporaires. Ce n'est guère qu'à l'âge
de vingt-cinq à trente ans que sortent les dernières
grosses molaires, que l'on nomme vulgairement

dents de sagesse, parce que l'homme n'en est pourvu que lorsqu'il entre dans l'âge viril ; cependant j'ai vu souvent des personnes n'avoir ces dents qu'à l'âge de cinquante, soixante ans, et même plus tard, et chez quelques individus elles ne viennent jamais.

MOYENS A EMPLOYER

POUR

LA RÉGULARITÉ DES DENTS PERMANENTES

La sortie des dents permanentes est bien moins pénible et moins dangereuse que l'éruption des dents de lait, quoique bien souvent encore elle cause chez les enfants des accidents semblables à ceux de la première dentition. Le travail de la seconde dentition détermine dans la bouche une irritation qui ne se borne pas toujours aux gencives et s'étend aux parties environnantes, en déterminant des maux d'yeux, de gorge et d'oreilles, et de violentes migraines ; chez les enfants lymphatiques prédisposés aux maladies scrofuleuses, il survient à ce moment au cou des glandes très-douloureuses, qui persistent assez longtemps.

C'est en procurant de bonne heure aux enfants une constitution saine et vigoureuse qu'on peut leur éviter la plupart des accidents de la seconde dentition, ce qu'on obtiendra en leur faisant prendre de l'exercice dès l'âge de trois ou quatre ans, des bains froids, une nourriture réglée, et en les sevrant de ces soins minutieux et des prévenances maternelles qui les rendent exigeants et incapables de supporter la moindre douleur.

Cependant je ne veux pas dire qu'on ne doit plus prendre aucun soin de ces pauvres petits êtres au moment de leur seconde dentition; bien loin de là, au contraire, il faut et il est prudent de chercher à détourner ou à combattre l'irritation dont la bouche est alors le siége, car elle est susceptible de se propager et d'occasionner des congestions sanguines vers le cerveau. Par exemple, si les gencives sont très-enflammées, il sera bon, outre les gargarismes émollients, les cataplasmes placés sous les mâchoires, de donner à l'enfant quelques lavements émollients, de lui faire prendre un bain de pieds salé et de le mettre à une diète sévère ; j'ai souvent vu employer avec succès, dans les inflammations de la seconde dentition comme dans ceux de la première, où je le conseillais déjà, le sirop de dentition du docteur Delabarre fils, dont on frictionne les gencives. Quelques auteurs conseillent, dans les cas d'inflammation vive, d'enlever la dent de lait pour faire place à la dent permanente ; mais nous ne saurions trop recommander aux parents de se garder de ces opérations précipitées, car, bien que les dents de lait n'offrent point de racines, quand elles tombent naturellement et quand elles sont chassées par la présence des dents de remplacement, ces dents ont cependant des racines comme les autres, qui ne se détruisent que peu à peu, et lorsque les dents qui doivent les remplacer se développent et croissent ; au milieu de ces racines se trouve la dent de seconde dentition, dont elles protégent le développement et l'émail, qui, mis à nu par un procédé artificiel, s'altère plus vite. On devra néanmoins avoir recours à l'extraction, lorsque la dent de lait serait trop cariée dans sa racine, car alors cette carie pourrait gagner, comme je l'ai vu souvent, la dent de seconde dentition qui est immédiatement en contact avec elle ; si, au contraire, il n'y a que la couronne qui soit atteinte de carie, je conseille, au lieu de l'ôter, d'employer un calmant odontalgique et de la plomber, afin d'attendre l'époque naturelle de sa chute.

Prévenir les maladies qui surviennent pendant

l'éruption des dents de seconde dentition, ou combattre ces maladies, ne sont pas les seules choses dont une mère doive se préoccuper : son plus vif désir, après une bonne santé, est de voir à son enfant des dents belles et bien rangées, qui procurent de l'agrément à la figure. Pour diriger et favoriser cet arrangement symétrique des dents secondaires, les parents devront toujours avoir recours à l'intervention d'un dentiste instruit et prudent, car il est aussi important d'enlever les dents de lait qui empêchent l'éruption des dents permanentes dans certains cas, qu'il est nuisible de se presser d'en ôter plusieurs de suite sans qu'elles soient ébranlées, parce que les secondes se rangent mal, trouvant plus de place qu'il ne leur en faut ; une raison déterminante qui doit engager aussi à ne pas trop se hâter d'extraire les dents temporaires, c'est que leur présence contribue efficacement à favoriser l'agrandissement de la mâchoire ou du cercle alvéolaire, qui, à cet âge, est encore beaucoup au-dessous de ses dimensions naturelles.

Il ne faut cependant pas attacher une importance exagérée à une légère déviation occasionnée par un défaut de place, car souvent ces dents déviées se rangent d'elles-mêmes, à mesure que le cercle de la bouche s'agrandit. Les dents bien rangées sont moins sujettes à se gâter ; le contact et la pression des unes avec les autres compriment les gencives qui se gonflent et deviennent saignantes ; la nutrition qui s'opère dans les dents comme dans les autres organes ne se fait pas aussi facilement ; les parties pressées s'altèrent, la carie les attaque et fait des progrès d'autant plus dangereux qu'on ne s'en aperçoit pas d'abord, et d'autant plus rapides que les dents sont plus délicates.

Dans ce cas, c'est-à-dire lorsque l'arcade alvéolaire est trop étroite pour contenir toutes les dents régulièrement rangées, il n'y a qu'un seul moyen, un moyen extrême, il est vrai, mais dont l'importance des avantages qu'il procure compense les inconvénients : c'est l'extraction d'une dent, qui est le plus ordinairement la première petite molaire ; l'extraction faite, on voit insensiblement la place de la dent sacrifiée être occupée par les voisines, et disparaître en tout ou en partie.

Lorsque les dents ont une obliquité antérieure ou postérieure, il est bon de les redresser avec un petit appareil combiné à cet effet, dont l'action soit lente et continue, car tous ceux qui agissent par secousses, quelque faibles qu'elles soient, ébranlent les dents et tendent à rompre leur intimité avec l'alvéole ; le dentiste doit d'ailleurs toujours se ménager un espace nécessaire pour recevoir la dent qu'il veut redresser, et prendre point d'appui sur plusieurs dents à la fois, afin que l'effort ne soit pas exercé sur une seule dent qu'il ferait dévier.

Nous disions plus haut qu'il fallait nécessairement recourir à l'extraction d'une dent, lorsque l'arcade alvéolaire était trop étroite, mais il faut cependant ôter peu de dents de lait et suivre la nature peu à peu, car les dents de lait sont en quelque sorte des coins entre lesquels celles de seconde dentition s'interposent, et, par ce moyen mécanique, agrandissent le cercle des mâchoires. Si, par exemple, on ôte deux petites incisives du bas pour faire place à une qui s'annonce poussant en dedans de la bouche, on se prive d'un auxiliaire puissant qui aurait agrandi la mâchoire ; la dent, en effet, vient avec aisance, mais bientôt on se voit dans la nécessité de renouveler l'opération et d'enlever la canine pour placer encore une incisive ; les quatre incisives de seconde dentition se placent à merveille, mais, la plupart du temps, comme les petites molaires poussent avant les canines, elles prennent leur place, et lorsque ces dernières poussent à leur tour, ne trouvant plus la place qui leur était destinée, elles proéminent sur les gencives. Qu'arrive-t-il alors? qu'on est obligé d'enlever cette dent, l'une des plus solides de la mâchoire d'adulte, soit parce que, repoussant la lèvre inférieure mais surtout la supérieure, elle est la cause d'ulcérations douloureuses et fréquentes, soit parce qu'elle défigure réellement l'individu.

Voici, je crois, à peu près la méthode à suivre pour l'arrangement de la seconde dentition des enfants, méthode susceptible de modifications, suivant les cas de conformation différente de la bouche. Il faut ôter les dents incisives de lait, lorsqu'elles deviennent chancelantes et que s'annoncent les dents de seconde dentition; ne point enlever les canines de lait dans l'intention de laisser de la place aux incisives, parce que ces incisives, mal rangées d'abord, élargissent le cercle alvéolaire et finissent presque toujours par se placer régulièrement; puis enlever les petites molaires de lait, seulement lorsque les dents permanentes en poussant les font vaciller, ce qui arrive vers l'âge de dix à onze ans environ, et conserver ces molaires le plus tard possible, en les faisant même soigner et guérir, si l'enfant vient à en souffrir, ce qui arrive quelquefois vers l'âge de quatre à cinq ans, parce ces dents ne devant être remplacées qu'à dix ans, on s'expose en les enlevant à mettre à nu le germe des dents permanentes, placé entre leurs racines, dont elles protégent le développement qui, dans ce cas, s'effectue mal et détermine souvent la carie de la dent même avant son éruption complète. D'ailleurs l'opération est bien moins douloureuse pour l'enfant à l'âge de dix ans ; d'une part, parce que sa constitution est plus forte ; d'autre part, et surtout parce qu'à cet âge les molaires de lait n'ont presque plus de racines.

Lorsque les dix dents de lait de chaque mâchoire sont renouvelées, si l'on retire pour cause de carie l'une des dents adultes, elle n'est point remplacée de nouveau, et ne le sera jamais, contrairement à l'erreur assez communément répandue que l'on peut retirer une dent à un enfant jusqu'à l'âge de quinze ans et qu'elle doit repousser ; ces cas sont au contraire excessivement rares, et ceci n'a lieu que lorsqu'il y a des germes surnuméraires.

D'après ce que je viens d'exposer, on voit que

les soins qu'exigent l'arrangement des dents, ou mieux l'entretien de la bouche chez les enfants, sont, pour la plupart, d'une facile exécution, puisqu'ils consistent le plus ordinairement à observer la marche qu'affecte la nature, et à détruire les obstacles qui pourraient la forcer à dévier de son ordre habituel, en s'opposant à son entier développement. Il ne faut donc pas troubler la marche de l'arrangement des dents de remplacement, par un système d'extraction qui est souvent inutile, parfois nuisible et toujours douloureux.

CONSERVATION DES DENTS LE RESTE DE LA VIE.

Le choix du mode d'alimentation que chacun doit adopter est un point important, car l'alimentation influe beaucoup sur la conservation des dents; en général, les substances animales sont moins favorables que les substances végétales; les viandes fumées ou salées, prises comme nourriture habituelle, sont particulièrement celles dont l'action nuisible sur les dents est la plus marquée. C'est à leur usage prolongé que les personnes qui entreprennent sur mer des voyages de long cours sont redevables de cette terrible maladie désignée sous le nom de scorbut, qui amène le saignement continu des gencives et le déchaussement des dents, comme premier indice de la détérioration profonde dans laquelle cette affreuse affection jette l'écono= mie tout entière.

Le sucre et les sucreries sont très-nuisibles aux dents, ainsi que les fruits verts et toutes les substances acides; il faut aussi, si l'on veut conserver ses dents, s'abstenir le plus possible des liqueurs alcooliques, non pas que par cette recommandation nous voulions en interdire complétement l'usage ou en faire éviter l'abus, auquel se laissent rarement entraîner les gens d'un certain monde, mais faire comprendre les inconvénients qu'il y aurait à en faire un usage journalier, ainsi que de prendre, par exemple, comme le font grand nombre de personnes, une *goutte de vin*, comme l'on dit vulgairement, après le potage, car le passage subit du chaud au froid sans transition nuit aux dents en faisant éclater leur émail ; et cela est si vrai que j'ai remarqué que dans la plupart des bouches, les dents du côté gauche, tant à la mâchoire supérieure qu'à la mâchoire inférieure, étaient plus fréquemment cariées que celles du côté droit, ce que j'attribue à l'usage de porter les aliments liquides chauds avec la main droite, qui les verse sur tout le côté gauche et l'échauffe ainsi davantage. A ces deux dernières observations on m'objectera que bien des gens, qui prennent depuis longtemps après le potage quelques gorgées de vin froid, ont d'ailleurs de très-belles dents ; je répondrai que cela prouve en faveur de la solidité de leurs dents, et non en faveur de leur méthode.

Quant à la seconde objection, que les liquides chauds versés dans la bouche se répandent également dans toute la cavité buccale, elle est vraie ; mais on conviendra avec moi que leur calorique est plus grand au moment de leur introduction qu'après leur mélange avec le liquide sécrété par les glandes salivaires. Les eaux de puits contribuent beaucoup à altérer l'émail des dents, ainsi que les eaux de certaines sources minérales, aussi conseillerai-je aux personnes que leur santé oblige à fréquenter les établissements thermaux, à rendre à leur retour une visite à leur dentiste, afin de s'assurer si les dents n'ont pas éprouvé quelque altération.

Il y a encore quelques précautions à prendre à l'égard de l'air, c'est de se défendre également contre une très-forte chaleur et contre un très-grand froid, et surtout d'éviter de passer brusquement d'une température extrême à une température opposée, car les dents sont susceptibles, sous l'influence de cette cause, de s'altérer de deux manières différentes ; tantôt directement, tantôt indirectement, soit par la vive stimulation que le froid fait éprouver aux vaisseaux sanguins et aux nerfs que contient la pulpe du canal dentaire ; soit par la suppression brusque de la transpiration de quelque partie du corps, qui se porte sur la membrane qui tapisse la bouche et de là sur les dents, et déterminent ces gonflements désignés sous le nom générique de FLUXIONS. Les femmes surtout, par l'état de susceptibilité particulière où les place chaque mois l'indisposition à laquelle elles sont sujettes, ont le triste avantage d'être plus facilement accessibles à ces accidents.

Que les femmes qui désirent conserver leurs dents, évitent de porter sans cesse des épingles ou des aiguilles à leur bouche, et de se servir de ces dents pour couper du fil ou de la soie, car ces corps durs altèrent à la longue l'émail.

Outre ces précautions, il y a aussi les soins journaliers d'hygiène ou de propreté qu'il ne faut pas négliger ; le matin, en se levant, qu'on se rince la bouche avec de l'eau tiède mélangée avec de l'eau de Cologne ou de la teinture d'arnica, afin d'enlever les mucosités qui se sont déposées sur les dents pendant la nuit, puis ensuite qu'on les frotte avec de la poudre dentifrice, dans laquelle il n'entre aucun corps dur qui puisse les rayer. Mais sur quel corps faut-il appliquer cette poudre? Faut-il donner la préférence à une brosse, à une éponge fine, ou simplement au doigt recouvert d'un morceau d'étoffe fine?

L'usage s'est à cet égard prononcé en faveur de la brosse, qu'on doit toujours prendre demi-dure, à moins que les gencives ou l'état des dents n'exige une brosse dont les crins soient d'une extrême finesse.

On se sert aussi pour nettoyer les dents de différentes racines taillées en pinceaux par une de leurs extrémités, mais elles ont le double désavantage sur les brosses de se durcir trop, placées dans un endroit sec, et de se moisir placées à l'humidité.

Quelques personnes, pour se soustraire aux dangers qui accompagnent l'emploi des poudres mal préparées, se servent pour nettoyer leurs dents de cendres de tabac ou même de suie. Ces substances n'ont pas seulement le grand inconvénient d'une extrême malpropreté, et de laisser à la bouche une saveur excessivement désagréable, mais leur emploi habituel donne aux dents une teinte jaune, qu'il est presque impossible de faire disparaître par la suite ; le quinquina lui-même employé seul a le même inconvénient ; pour le choix de la poudre à employer il faut s'adresser à son dentiste, qui, s'il est consciencieux et instruit, vous indiquera la meilleure, sans se préoccuper du plus ou moins de bénéfice qu'il pourra retirer de cette indication. Après chaque repas, il est indispensable de se servir d'un cure-dents pour enlever les particules alimentaires qui se sont introduites entre les dents et prédisposent à la carie ; les meilleurs cure-dents sont ceux de plume ; faut-il aussi ne pas négliger, autant qu'il est possible, de se rincer la bouche avec de l'eau tiède aromatisée d'eau de menthe chaque fois après manger, afin de ne pas laisser s'accumuler sur l'émail ces mêmes particules.

Tous les soins de propreté ou mieux les précautions journalières que réclame la conservation des dents sont simples comme on le voit, et peu assujettissants si on s'y habitue de bonne heure ; d'ailleurs leur importance est la même pour les individus des deux sexes, car si la femme doit conserver ses dents et les conserver propres et blanches pour nous plaire et nous séduire, comme je l'ai dit plus haut, l'homme doit en prendre le même soin pour se présenter dans le monde et suivre une carrière quelconque.

Lancé dans la carrière du barreau ou des lettres, il exprimera sa pensée avec plus de force et de netteté ; médecin il ne fatiguera pas la susceptibilité d'un malade par cette odeur désagréable qui s'exhale de la bouche de tant de personnes ; homme du monde, enfin, il n'offrira pas le contraste choquant d'une mise recherchée et d'une bouche ravagée par la carie, d'un aspect repoussant.

A ce propos et en voyant chaque jour l'usage du tabac se répandre de plus en plus dans toutes les classes de la société, particulièrement en fumée, nous croyons devoir dire quelques mots de l'influence que peut avoir sur les dents l'habitude de fumer, et indiquer les précautions que nécessite cette habitude.

L'usage du tabac est, à mon avis, un abus, mais puisqu'il est impossible de le détruire et qu'au contraire il paraît de jour en jour prendre plus de force, je tâcherai seulement de rendre, s'il est possible, cet abus moins incompatible avec la santé.

L'effet que produit l'introduction de la fumée de tabac dans la bouche d'une personne qui fume pour la première fois est un sentiment d'âcreté, un picotement très-vif; il en résulte bientôt une salivation plus abondante, puis des nausées, un violent mal de tête, enfin une véritable ivresse ; mais l'habitude diminue peu à peu ces effets, et nous finissons par trouver dans l'aspiration de cette fumée âcre un véritable plaisir par la distraction que nous apporte l'action de *fumer*.

Mais cette fumée de tabac agit d'une manière défavorable sur les dents, d'abord par sa propriété essentiellement irritante, ensuite par le changement continuel de température dans lequel se trouve à chaque instant la bouche ; l'habitude de fumer produit aussi la formation d'une plus grande quantité de tartre sur les dents, tartre qui tend à les déchausser et en altérer la blancheur et l'éclat.

Les fumeurs emploient pour se procurer ce plaisir tantôt la pipe, tantôt le cigare ou la cigarette. La pipe, dont le tuyau que l'on met dans la bouche est presque toujours fabriqué avec une substance plus ou moins dure, est la plus nuisible de ces manières de fumer ; le cigare, au contraire, qui par sa texture est déjà plus doux à la bouche, a en outre l'avantage, brûlant à l'air libre, de perdre aisément, par la volatilisation, une partie de ses principes les plus irritants.

Quant à la cigarette, le papier qui sert d'enveloppe au tabac, une fois introduit dans la bouche, ne tarde pas à être détruit, et force toujours à mâcher un peu de tabac, et d'ailleurs ses inconvénients pour les dents sont les mêmes que ceux causés par le cigare.

Les fumeurs devront donc, quand ils cesseront de fumer, se rincer la bouche avec de l'eau tiède, et mâcher quelques pastilles de menthe pour atténuer la mauvaise odeur que laisse la fumée; pendant qu'ils fument, s'ils sont désireux de conserver leurs dents, ils ne prendront pas de boissons trop froides, et devront attendre quelque temps après avoir retiré leur pipe ou leur cigare de la bouche pour boire.

DE LA NÉCESSITÉ

DE FAIRE

ENLEVER LE TARTRE QUI SE DÉPOSE SUR LES DENTS

ET DE

REMPLACER PAR LES DENTS ARTIFICIELLES

CELLES QUI SONT TOMBÉES.

Le résultat le plus fréquent que produit la négligence de l'entretien de la bouche est la formation du tartre, espèce de substance pierreuse qui se dépose sur les dents, tend à les déchausser, et à enflammer les gencives ; c'est un dépôt calcaire de la salive, composé en grande partie de phosphate terreux et de carbonate de chaux qui s'attache aux dents par le moyen du mucus de la bouche.

Lorsqu'on a négligé de prendre les précautions que nous avons indiquées, et qu'il s'est déposé du tartre sur les dents, il faut avoir recours au médecin dentiste pour le faire enlever, et ne pas ajouter foi à cette erreur répandue, que l'emploi des instruments d'acier est nuisible à l'émail des dents, car faire avec précaution cette opération du nettoyage de la bouche ne peut causer aucun inconvénient à l'émail puisque l'instrument ne fait que glisser dessus.

Quant à l'ébranlement que l'on redoute aussi à tort, le bon sens et la plus simple logique en démontrent l'impossibilité, car si un dentiste a été assez maladroit pour employer un effort capable de faire chanceler les dents, on sait que les gencives et les alvéoles qui se correspondent, reprennent deux ou trois jours après toute leur solidité, à ce point qu'on luxait autrefois des dents pour en rompre les nerfs, qui se consolidaient immédiatement.

Quelques personnes qui ont les dents et les gencives très-sensibles pendant quelques jours, après le nettoyage de la bouche, devront éviter les aliments durs, les boissons froides, les substances acides et pendant deux ou trois jours, l'action du grand air, parce que cette sensibilité n'est que momentanée, causée seulement par l'enlèvement du tartre qui laisse à découvert l'émail des dents légèrement ramolli et habitué à être protégé par lui. Enfin quelquefois les dents, tout en ayant été nettoyées avec soin, conservent une teinte jaunâtre qui leur est naturelle ; dans ce cas, il serait imprudent d'exiger du dentiste qu'il les grattât plus fortement, ce qui nuirait alors vérita-blement aux dents sans obtenir la blancheur qu'on aurait voulu leur procurer.

Terminons, en disant que le tartre est très-rare chez les enfants ; que les jeunes gens jusqu'à vingt ans y sont moins sujets que depuis cet âge jusqu'à quarante ; mais que c'est surtout dans la vieillesse que les dents se chargent abondamment de cette matière qui rend l'aspect de la bouche si dégoû-tant, et souvent l'haleine si fétide, ce qu'il faut attribuer à la salivation plus abondante qui a lieu à cet âge.

Lorsque, malgré toutes les précautions et les soins hygiéniques nécessaires, les dents finissent par se carier, chacun sait qu'il doit avoir recours à un homme instruit et habile, qui plombe conve-nablement et solidement la dent dont vous souf-frez après l'avoir guérie, et qui sache distinguer la cause de la douleur que vous éprouvez qui, bien souvent, ne provient pas de la carie, mais de toute autre cause inflammatoire, soit médiate, soit im-médiate.

Cependant qu'on ne croie pas que l'on puisse guérir et conserver toutes les dents quand même; notre art, quelque puissant et fertile qu'il soit en ressources, a néanmoins des bornes, et quelquefois l'extraction d'une dent est le seul moyen de calmer les douleurs si affreuses qu'elle occasionne; mais, enfin, quelle que soit la cause qui a déterminé la perte d'une ou plusieurs dents, cette perte est toujours accompagnée de grands inconvénients; la digestion souffre, la prononciation est inexacte, la physionomie perd de sa grâce et de sa régularité; on est alors dans la nécessité d'avoir recours à des dents artificielles, dont il convient de laisser le choix au dentiste, ainsi que de la substance sur laquelle elles doivent être montées.

Les pièces, quelle que soit la matière qui les compose, réclament une très-grande propreté, parce que autrement elles entretiennent dans la bouche une très-mauvaise odeur et carient les dents qui leur servent de soutien, ce qui n'a pas lieu lorsqu'on les retire chaque jour pour les nettoyer. Lorsque la pièce est très-propre, on la tient plongée dans l'eau pure ou aromatisée; pour la nettoyer, on peut employer les mêmes moyens que nous avons indiqués pour les dents naturelles, c'est-à-dire les frictions avec une brosse douce et la poudre dentifrice.

Avant de terminer, je dois payer ma dette à la reconnaissance, car j'ai tant puisé dans les ouvrages des autres, qu'il serait ingrat de ma part de ne pas restituer à chacun ce qui lui revient.

Les Hunter, les Richard Owen, les Purkinge, les Fauchard, les Faveau, les Delabarre, et tant d'autres dont les noms honorent l'art que je professe, m'ont aidé à tracer ces principes d'hygiène que j'ai groupés, en les débarrassant autant que possible de leur aspect scientifique, pour les mettre à la portée de chacun, avec le véritable et sincère désir d'être utile à tous.

FIN.

TABLE DES MATIÈRES

Paris. — Imprimerie de E. MARTINET, rue Mignon, 2.

LE
JOURNAL DE LA FERME

ET DES MAISONS DE CAMPAGNE

REVUE COMPLÉMENTAIRE

DU LIVRE DE LA FERME PUBLIÉ PAR M. P. JOIGNEAUX,

Paraissant le samedi de chaque semaine.

Le JOURNAL DE LA FERME ET DES MAISONS DE CAMPAGNE est publié dans le format grand in-4°, par cahiers hebdomadaires de 16 pages, sur magnifique papier glacé. Le soin et l'importance donnés aux illustrations qui accompagnent chaque numéro en feront en même temps qu'un journal éminemment utile des volumes de luxe formant une collection précieuse.

LE

LIVRE DE LA FERME

ET DES MAISONS DE CAMPAGNÉ

PAR MM.

P. JOIGNEAUX, C. ALIBERT, E. ANDRÉ, Ch. BALTET, Ern. BALTET,
Ém. BEAUDEMENT, Louis BIGOT, Victor BORIE, Dr CANDÈZE,
CAUMONT-BRÉON, CHERPIN, Dr CLAVEL, E. DELARUE, Th. DELBETZ, E. FISCHER,
FOUQUET, HAMET, HARIOT, L. HERVÉ, KOLTZ, A. LEPÈRE,
LHÉRAULT-SALBEUF, DE LA LOYÈRE, MAGNE, H. MARÈS,
Ém. PELLETIER, P. E. PERROT, PONS-TANDE, Eug. RÉNAULT,
ROSE-CHARMEUX, DE SÉLYS-LONGCHAMPS, A. SANSON,
DE VERGNETTE-LAMOTTE, etc., etc.

Sous la direction de

M. P. JOIGNEAUX

2 volumes grand in-8° sur deux colonnes, d'ensemble environ 2200 pages, avec 1700 figures dans le texte.

Prix, franco, 32 francs ; demi-reliure, 40 francs.

Paris. — Imprimerie de E. MARTINET, rue Mignon, 2.